2022-2026

Five Year Planner

This Book Belongs To

____

____

CONTACTS

Name	Phone	Email

CONTACTS

Name	Phone	Email

CONTACTS

Name	Phone	Email

PASSWORDS

Website:

Username: ______

Password: ______

Email Linked: ______

Website:

Username: ______

Password: ______

Email Linked: ______

Website:

Username: ______

Password: ______

Email Linked: ______

Website:

Username: ______

Password: ______

Email Linked: ______

Website:

Username: ______

Password: ______

Email Linked: ______

Website:

Username: ______

Password: ______

Email Linked: ______

Website:

Username: ______

Password: ______

Email Linked: ______

Website:

Username: ______

Password: ______

Email Linked: ______

PASSWORDS

WEBSITE:

USERNAME:

PASSWORD:

EMAIL LINKED:

WEBSITE:

USERNAME:

PASSWORD:

EMAIL LINKED:

WEBSITE:

USERNAME:

PASSWORD:

EMAIL LINKED:

WEBSITE:

USERNAME:

PASSWORD:

EMAIL LINKED:

WEBSITE:

USERNAME:

PASSWORD:

EMAIL LINKED:

WEBSITE:

USERNAME:

PASSWORD:

EMAIL LINKED:

WEBSITE:

USERNAME:

PASSWORD:

EMAIL LINKED:

WEBSITE:

USERNAME:

PASSWORD:

EMAIL LINKED:

PASSWORDS

WEBSITE:

USERNAME:

PASSWORD:

EMAIL LINKED:

WEBSITE:

USERNAME:

PASSWORD:

EMAIL LINKED:

WEBSITE:

USERNAME:

PASSWORD:

EMAIL LINKED:

WEBSITE:

USERNAME:

PASSWORD:

EMAIL LINKED:

WEBSITE:

USERNAME:

PASSWORD:

EMAIL LINKED:

WEBSITE:

USERNAME:

PASSWORD:

EMAIL LINKED:

WEBSITE:

USERNAME:

PASSWORD:

EMAIL LINKED:

WEBSITE:

USERNAME:

PASSWORD:

EMAIL LINKED:

PASSWORDS

WEBSITE:

USERNAME:

PASSWORD:

EMAIL LINKED:

WEBSITE:

USERNAME:

PASSWORD:

EMAIL LINKED:

WEBSITE:

USERNAME:

PASSWORD:

EMAIL LINKED:

WEBSITE:

USERNAME:

PASSWORD:

EMAIL LINKED:

WEBSITE:

USERNAME:

PASSWORD:

EMAIL LINKED:

WEBSITE:

USERNAME:

PASSWORD:

EMAIL LINKED:

WEBSITE:

USERNAME:

PASSWORD:

EMAIL LINKED:

WEBSITE:

USERNAME:

PASSWORD:

EMAIL LINKED:

2022

January

S	M	T	W	T	F	S
						1
2	3	4	5	6	7	8
9	10	11	12	13	14	15
16	17	18	19	20	21	22
23	24	25	26	27	28	29
30	31					

February

S	M	T	W	T	F	S
		1	2	3	4	5
6	7	8	9	10	11	12
13	14	15	16	17	18	19
20	21	22	23	24	25	26
27	28					

March

S	M	T	W	T	F	S
		1	2	3	4	5
6	7	8	9	10	11	12
13	14	15	16	17	18	19
20	21	22	23	24	25	26
27	28	29	30	31		

April

S	M	T	W	T	F	S
					1	2
3	4	5	6	7	8	9
10	11	12	13	14	15	16
17	18	19	20	21	22	23
24	25	26	27	28	29	30

May

S	M	T	W	T	F	S
1	2	3	4	5	6	7
8	9	10	11	12	13	14
15	16	17	18	19	20	21
22	23	24	25	26	27	28
29	30	31				

June

S	M	T	W	T	F	S
			1	2	3	4
5	6	7	8	9	10	11
12	13	14	15	16	17	18
19	20	21	22	23	24	25
26	27	28	29	30		

2022

July

S	M	T	W	T	F	S
					1	2
3	4	5	6	7	8	9
10	11	12	13	14	15	16
17	18	19	20	21	22	23
24	25	26	27	28	29	30
31						

August

S	M	T	W	T	F	S
	1	2	3	4	5	6
7	8	9	10	11	12	13
14	15	16	17	18	19	20
21	22	23	24	25	26	27
28	29	30	31			

September

S	M	T	W	T	F	S
				1	2	3
4	5	6	7	8	9	10
11	12	13	14	15	16	17
18	19	20	21	22	23	24
25	26	27	28	29	30	

October

S	M	T	W	T	F	S
						1
2	3	4	5	6	7	8
9	10	11	12	13	14	15
16	17	18	19	20	21	22
23	24	25	26	27	28	29
30	31					

November

S	M	T	W	T	F	S
		1	2	3	4	5
6	7	8	9	10	11	12
13	14	15	16	17	18	19
20	21	22	23	24	25	26
27	28	29	30			

December

S	M	T	W	T	F	S
				1	2	3
4	5	6	7	8	9	10
11	12	13	14	15	16	17
18	19	20	21	22	23	24
25	26	27	28	29	30	31

JANUARY 2022

Sun	Mon	Tue	Wed
26	27	28	29
02	03	04	05
09	10	11	12
16	17 ML King Day	18	19
23	24	25	26

Monthly Focus:

Thu	Fri	Sat
30	31	01 New Year's Day
06	07	08
13	14	15
20	21	22
27	28	29

Notes

December 2021

S	M	T	W	T	F	S
			1	2	3	4
5	6	7	8	9	10	11
12	13	14	15	16	17	18
19	20	21	22	23	24	25
26	27	28	29	30	31	

February 2022

S	M	T	W	T	F	S
		1	2	3	4	5
6	7	8	9	10	11	12
13	14	15	16	17	18	19
20	21	22	23	24	25	26
27	28					

FEBRUARY 2022

SUN	MON	TUE	WED
30	31	01	02
06	07	08	09
13	14 VALENTINE'S DAY	15	16
20	21 PRESIDENTS' DAY	22	23
27	28		

MONTHLY FOCUS:

THU	FRI	SAT
03	04	05
10	11	12
17	18	19
24	25	26

NOTES

JANUARY 2022

S	M	T	W	T	F	S
						1
2	3	4	5	6	7	8
9	10	11	12	13	14	15
16	17	18	19	20	21	22
23	24	25	26	27	28	29
30	31					

MARCH 2022

S	M	T	W	T	F	S
		1	2	3	4	5
6	7	8	9	10	11	12
13	14	15	16	17	18	19
20	21	22	23	24	25	26
27	28	29	30	31		

MARCH 2022

Sun	Mon	Tue	Wed
		01	02
06	07	08	09
13	14	15	16
20	21	22	23
27	28	29	30

Monthly Focus:

Thu	Fri	Sat
03	04	05
10	11	12
17 St. Patrick's Day	18	19
24	25	26
31		

Notes

February 2022

S	M	T	W	T	F	S
		1	2	3	4	5
6	7	8	9	10	11	12
13	14	15	16	17	18	19
20	21	22	23	24	25	26
27	28					

April 2022

S	M	T	W	T	F	S
					1	2
3	4	5	6	7	8	9
10	11	12	13	14	15	16
17	18	19	20	21	22	23
24	25	26	27	28	29	30

APRIL 2022

SUN	MON	TUE	WED
03	04	05	06
10	11	12	13
17 Easter	18 Easter Monday	19	20
24	25	26	27

MONTHLY FOCUS:

THU	FRI	SAT
	01 April Fool's Day	02
07	08	09
14	15 Good Friday	16
21	22	23
28	29	30

NOTES

MARCH 2022

S	M	T	W	T	F	S
		1	2	3	4	5
6	7	8	9	10	11	12
13	14	15	16	17	18	19
20	21	22	23	24	25	26
27	28	29	30	31		

MAY 2022

S	M	T	W	T	F	S
1	2	3	4	5	6	7
8	9	10	11	12	13	14
15	16	17	18	19	20	21
22	23	24	25	26	27	28
29	30	31				

MAY 2022

SUN	MON	TUE	WED
01	02	03	04
08 MOTHER'S DAY	09	10	11
15	16	17	18
22	23	24	25
29	30 MEMORIAL DAY	31	

Monthly Focus:

Thu	Fri	Sat
05 Cinco de Mayo	06	07
12	13	14
19	20	21 Armed Forces Day
26	27	28

Notes

April 2022

S	M	T	W	T	F	S
					1	2
3	4	5	6	7	8	9
10	11	12	13	14	15	16
17	18	19	20	21	22	23
24	25	26	27	28	29	30

June 2022

S	M	T	W	T	F	S
			1	2	3	4
5	6	7	8	9	10	11
12	13	14	15	16	17	18
19	20	21	22	23	24	25
26	27	28	29	30		

JUNE 2022

SUN	MON	TUE	WED
			01
05	06	07	08
12	13	14 Flag Day	15
19 Father's Day	20	21	22
26	27	28	29

Monthly Focus:

Thu	Fri	Sat
02	03	04
09	10	11
16	17	18
23	24	25
30		

Notes

May 2022

S	M	T	W	T	F	S
1	2	3	4	5	6	7
8	9	10	11	12	13	14
15	16	17	18	19	20	21
22	23	24	25	26	27	28
29	30	31				

July 2022

S	M	T	W	T	F	S
					1	2
3	4	5	6	7	8	9
10	11	12	13	14	15	16
17	18	19	20	21	22	23
24	25	26	27	28	29	30
31						

JULY 2022

SUN	MON	TUE	WED
03	04 Independence Day	05	06
10	11	12	13
17	18	19	20
24	25	26	27

MONTHLY FOCUS:

THU	FRI	SAT
	01	02
07	08	09
14	15	16
21	22	23
28	29	30

NOTES

JUNE 2022

S	M	T	W	T	F	S
			1	2	3	4
5	6	7	8	9	10	11
12	13	14	15	16	17	18
19	20	21	22	23	24	25
26	27	28	29	30		

AUGUST 2022

S	M	T	W	T	F	S
	1	2	3	4	5	6
7	8	9	10	11	12	13
14	15	16	17	18	19	20
21	22	23	24	25	26	27
28	29	30	31			

AUGUST 2022

SUN	MON	TUE	WED
31	01	02	03
07	08	09	10
14	15	16	17
21	22	23	24
28	29	30	31

MONTHLY FOCUS:

THU	FRI	SAT
04	05	06
11	12	13
18	19	20
25	26	27

NOTES

JULY 2022

S	M	T	W	T	F	S
					1	2
3	4	5	6	7	8	9
10	11	12	13	14	15	16
17	18	19	20	21	22	23
24	25	26	27	28	29	30
31						

SEPTEMBER 2022

S	M	T	W	T	F	S
				1	2	3
4	5	6	7	8	9	10
11	12	13	14	15	16	17
18	19	20	21	22	23	24
25	26	27	28	29	30	

SEPTEMBER 2022

SUN	MON	TUE	WED
04	05 LABOR DAY	06	07
11	12	13	14
18	19	20	21
25	26	27	28

MONTHLY FOCUS:

THU	FRI	SAT
01	02	03
08	09	10
15	16	17
22	23	24
29	30	

NOTES

AUGUST 2022

S	M	T	W	T	F	S
	1	2	3	4	5	6
7	8	9	10	11	12	13
14	15	16	17	18	19	20
21	22	23	24	25	26	27
28	29	30	31			

OCTOBER 2022

S	M	T	W	T	F	S
						1
2	3	4	5	6	7	8
9	10	11	12	13	14	15
16	17	18	19	20	21	22
23	24	25	26	27	28	29
30	31					

OCTOBER 2022

SUN	MON	TUE	WED
02	03	04	05
09	10 COLUMBUS DAY	11	12
16	17	18	19
23	24	25	26

MONTHLY FOCUS:

THU	FRI	SAT
		01
06	07	08
13	14	15
20	21	22
27	28	29

NOTES

SEPTEMBER 2022

S	M	T	W	T	F	S
				1	2	3
4	5	6	7	8	9	10
11	12	13	14	15	16	17
18	19	20	21	22	23	24
25	26	27	28	29	30	

NOVEMBER 2022

S	M	T	W	T	F	S
		1	2	3	4	5
6	7	8	9	10	11	12
13	14	15	16	17	18	19
20	21	22	23	24	25	26
27	28	29	30			

NOVEMBER 2022

SUN	MON	TUE	WED
30	31 HALLOWEEN	01	02
06	07	08	09
13	14	15	16
20	21	22	23
27	28 CYBER MONDAY	29	30

Monthly Focus:

Thu	Fri	Sat
03	04	05
10	11 Veterans' Day	12
17	18	19
24 Thanksgiving	25 Black Friday	26

Notes

October 2022

S	M	T	W	T	F	S
						1
2	3	4	5	6	7	8
9	10	11	12	13	14	15
16	17	18	19	20	21	22
23	24	25	26	27	28	29
30	31					

December 2022

S	M	T	W	T	F	S
				1	2	3
4	5	6	7	8	9	10
11	12	13	14	15	16	17
18	19	20	21	22	23	24
25	26	27	28	29	30	31

DECEMBER 2022

SUN	MON	TUE	WED
04	05	06	07
11	12	13	14
18	19	20	21
25 CHRISTMAS DAY	26	27	28

Monthly Focus:

Thu	Fri	Sat
01	02	03
08	09	10
15	16	17
22	23	24
29	30	31 New Year's Eve

Notes

November 2022

S	M	T	W	T	F	S
		1	2	3	4	5
6	7	8	9	10	11	12
13	14	15	16	17	18	19
20	21	22	23	24	25	26
27	28	29	30			

January 2023

S	M	T	W	T	F	S
1	2	3	4	5	6	7
8	9	10	11	12	13	14
15	16	17	18	19	20	21
22	23	24	25	26	27	28
29	30	31				

NOTES

NOTES

2023

January

S	M	T	W	T	F	S
1	2	3	4	5	6	7
8	9	10	11	12	13	14
15	16	17	18	19	20	21
22	23	24	25	26	27	28
29	30	31				

February

S	M	T	W	T	F	S
			1	2	3	4
5	6	7	8	9	10	11
12	13	14	15	16	17	18
19	20	21	22	23	24	25
26	27	28				

March

S	M	T	W	T	F	S
			1	2	3	4
5	6	7	8	9	10	11
12	13	14	15	16	17	18
19	20	21	22	23	24	25
26	27	28	29	30	31	

April

S	M	T	W	T	F	S
						1
2	3	4	5	6	7	8
9	10	11	12	13	14	15
16	17	18	19	20	21	22
23	24	25	26	27	28	29
30						

May

S	M	T	W	T	F	S
	1	2	3	4	5	6
7	8	9	10	11	12	13
14	15	16	17	18	19	20
21	22	23	24	25	26	27
28	29	30	31			

June

S	M	T	W	T	F	S
				1	2	3
4	5	6	7	8	9	10
11	12	13	14	15	16	17
18	19	20	21	22	23	24
25	26	27	28	29	30	

2023

JULY

S	M	T	W	T	F	S
						1
2	3	4	5	6	7	8
9	10	11	12	13	14	15
16	17	18	19	20	21	22
23	24	25	26	27	28	29
30	31					

AUGUST

S	M	T	W	T	F	S
		1	2	3	4	5
6	7	8	9	10	11	12
13	14	15	16	17	18	19
20	21	22	23	24	25	26
27	28	29	30	31		

SEPTEMBER

S	M	T	W	T	F	S
					1	2
3	4	5	6	7	8	9
10	11	12	13	14	15	16
17	18	19	20	21	22	23
24	25	26	27	28	29	30

OCTOBER

S	M	T	W	T	F	S
1	2	3	4	5	6	7
8	9	10	11	12	13	14
15	16	17	18	19	20	21
22	23	24	25	26	27	28
29	30	31				

NOVEMBER

S	M	T	W	T	F	S
			1	2	3	4
5	6	7	8	9	10	11
12	13	14	15	16	17	18
19	20	21	22	23	24	25
26	27	28	29	30		

DECEMBER

S	M	T	W	T	F	S
					1	2
3	4	5	6	7	8	9
10	11	12	13	14	15	16
17	18	19	20	21	22	23
24	25	26	27	28	29	30
31						

JANUARY 2023

SUN	MON	TUE	WED
01 New Year's Day	02	03	04
08	09	10	11
15	16 ML King Day	17	18
22	23	24	25
29	30	31	

Monthly Focus:

Thu	Fri	Sat
05	06	07
12	13	14
19	20	21
26	27	28

Notes

December 2022

S	M	T	W	T	F	S
				1	2	3
4	5	6	7	8	9	10
11	12	13	14	15	16	17
18	19	20	21	22	23	24
25	26	27	28	29	30	31

February 2023

S	M	T	W	T	F	S
			1	2	3	4
5	6	7	8	9	10	11
12	13	14	15	16	17	18
19	20	21	22	23	24	25
26	27	28				

FEBRUARY 2023

Sun	Mon	Tue	Wed
			01
05	06	07	08
12	13	14 Valentine's Day	15
19	20 Presidents' Day	21	22
26	27	28	

Monthly Focus:

Thu	Fri	Sat
02	03	04
09	10	11
16	17	18
23	24	25

Notes

January 2023

S	M	T	W	T	F	S
1	2	3	4	5	6	7
8	9	10	11	12	13	14
15	16	17	18	19	20	21
22	23	24	25	26	27	28
29	30	31				

March 2023

S	M	T	W	T	F	S
			1	2	3	4
5	6	7	8	9	10	11
12	13	14	15	16	17	18
19	20	21	22	23	24	25
26	27	28	29	30	31	

MARCH 2023

Sun	Mon	Tue	Wed
			01
05	06	07	08
12	13	14	15
19	20	21	22
26	27	28	29

Monthly Focus:

Thu	Fri	Sat
02	03	04
09	10	11
16	17 St. Patrick's Day	18
23	24	25
30	31	

Notes

February 2023

S	M	T	W	T	F	S
			1	2	3	4
5	6	7	8	9	10	11
12	13	14	15	16	17	18
19	20	21	22	23	24	25
26	27	28				

April 2023

S	M	T	W	T	F	S
						1
2	3	4	5	6	7	8
9	10	11	12	13	14	15
16	17	18	19	20	21	22
23	24	25	26	27	28	29
30						

APRIL 2023

Sun	Mon	Tue	Wed
02	03	04	05
09 Easter	10 Easter Monday	11	12
16	17	18	19
23	24	25	26

MONTHLY FOCUS:

THU	FRI	SAT
		01 APRIL FOOL'S DAY
06	07 GOOD FRIDAY	08
13	14	15
20	21	22
27	28	29

NOTES

MARCH 2023

S	M	T	W	T	F	S
			1	2	3	4
5	6	7	8	9	10	11
12	13	14	15	16	17	18
19	20	21	22	23	24	25
26	27	28	29	30	31	

MAY 2023

S	M	T	W	T	F	S
	1	2	3	4	5	6
7	8	9	10	11	12	13
14	15	16	17	18	19	20
21	22	23	24	25	26	27
28	29	30	31			

MAY 2023

SUN	MON	TUE	WED
30	01	02	03
07	08	09	10
14 Mother's Day	15	16	17
21	22	23	24
28	29 Memorial Day	30	31

Monthly Focus:

Thu	Fri	Sat
04	05 Cinco de Mayo	06
11	12	13
18	19	20 Armed Forces Day
25	26	27

Notes

April 2023

S	M	T	W	T	F	S
						1
2	3	4	5	6	7	8
9	10	11	12	13	14	15
16	17	18	19	20	21	22
23	24	25	26	27	28	29
30						

June 2023

S	M	T	W	T	F	S
				1	2	3
4	5	6	7	8	9	10
11	12	13	14	15	16	17
18	19	20	21	22	23	24
25	26	27	28	29	30	

JUNE 2023

Sun	Mon	Tue	Wed
04	05	06	07
11	12	13	14 Flag Day
18 Father's Day	19	20	21
25	26	27	28

MONTHLY FOCUS:

THU	FRI	SAT
01	02	03
08	09	10
15	16	17
22	23	24
29	30	

NOTES

MAY 2023

S	M	T	W	T	F	S
	1	2	3	4	5	6
7	8	9	10	11	12	13
14	15	16	17	18	19	20
21	22	23	24	25	26	27
28	29	30	31			

JULY 2023

S	M	T	W	T	F	S
						1
2	3	4	5	6	7	8
9	10	11	12	13	14	15
16	17	18	19	20	21	22
23	24	25	26	27	28	29
30	31					

JULY 2023

SUN	MON	TUE	WED
02	03	04 INDEPENDENCE DAY	05
09	10	11	12
16	17	18	19
23	24	25	26

Monthly Focus:

Thu	Fri	Sat
		01
06	07	08
13	14	15
20	21	22
27	28	29

Notes

June 2023

S	M	T	W	T	F	S
				1	2	3
4	5	6	7	8	9	10
11	12	13	14	15	16	17
18	19	20	21	22	23	24
25	26	27	28	29	30	

August 2023

S	M	T	W	T	F	S
		1	2	3	4	5
6	7	8	9	10	11	12
13	14	15	16	17	18	19
20	21	22	23	24	25	26
27	28	29	30	31		

AUGUST 2023

SUN	MON	TUE	WED
30	31	01	02
06	07	08	09
13	14	15	16
20	21	22	23
27	28	29	30

MONTHLY FOCUS:

THU	FRI	SAT
03	04	05
10	11	12
17	18	19
24	25	26
31		

NOTES

JULY 2023

S	M	T	W	T	F	S
						1
2	3	4	5	6	7	8
9	10	11	12	13	14	15
16	17	18	19	20	21	22
23	24	25	26	27	28	29
30	31					

SEPTEMBER 2023

S	M	T	W	T	F	S
					1	2
3	4	5	6	7	8	9
10	11	12	13	14	15	16
17	18	19	20	21	22	23
24	25	26	27	28	29	30

SEPTEMBER 2023

SUN	MON	TUE	WED
03	04 LABOR DAY	05	06
10	11	12	13
17	18	19	20
24	25	26	27

MONTHLY FOCUS:

THU	FRI	SAT
	01	02
07	08	09
14	15	16
21	22	23
28	29	30

NOTES

AUGUST 2023

S	M	T	W	T	F	S
		1	2	3	4	5
6	7	8	9	10	11	12
13	14	15	16	17	18	19
20	21	22	23	24	25	26
27	28	29	30	31		

OCTOBER 2023

S	M	T	W	T	F	S
1	2	3	4	5	6	7
8	9	10	11	12	13	14
15	16	17	18	19	20	21
22	23	24	25	26	27	28
29	30	31				

OCTOBER 2023

Sun	Mon	Tue	Wed
01	02	03	04
08	09 Columbus Day	10	11
15	16	17	18
22	23	24	25
29	30	31 Halloween	

Monthly Focus:

Thu	Fri	Sat
05	06	07
12	13	14
19	20	21
26	27	28

Notes

September 2023

S	M	T	W	T	F	S
					1	2
3	4	5	6	7	8	9
10	11	12	13	14	15	16
17	18	19	20	21	22	23
24	25	26	27	28	29	30

November 2023

S	M	T	W	T	F	S
			1	2	3	4
5	6	7	8	9	10	11
12	13	14	15	16	17	18
19	20	21	22	23	24	25
26	27	28	29	30		

NOVEMBER 2023

SUN	MON	TUE	WED
			01
05	06	07	08
12	13	14	15
19	20	21	22
26	27 CYBER MONDAY	28	29

Monthly Focus:

Thu	Fri	Sat
02	03	04
09	10	11 Veterans Day
16	17	18
23 Thanksgiving Day	24 Black Friday	25
30		

Notes

October 2023

S	M	T	W	T	F	S
1	2	3	4	5	6	7
8	9	10	11	12	13	14
15	16	17	18	19	20	21
22	23	24	25	26	27	28
29	30	31				

December 2023

S	M	T	W	T	F	S
					1	2
3	4	5	6	7	8	9
10	11	12	13	14	15	16
17	18	19	20	21	22	23
24	25	26	27	28	29	30
31						

DECEMBER 2023

SUN	MON	TUE	WED
03	04	05	06
10	11	12	13
17	18	19	20
24	25 Christmas Day	26	27

MONTHLY FOCUS:

THU	FRI	SAT
	01	02
07	08	09
14	15	16
21	22	23
28	29	30

NOTES

NOVEMBER 2023

S	M	T	W	T	F	S
			1	2	3	4
5	6	7	8	9	10	11
12	13	14	15	16	17	18
19	20	21	22	23	24	25
26	27	28	29	30		

JANUARY 2024

S	M	T	W	T	F	S
	1	2	3	4	5	6
7	8	9	10	11	12	13
14	15	16	17	18	19	20
21	22	23	24	25	26	27
28	29	30	31			

NOTES

NOTES

2024

January

S	M	T	W	T	F	S
	1	2	3	4	5	6
7	8	9	10	11	12	13
14	15	16	17	18	19	20
21	22	23	24	25	26	27
28	29	30	31			

February

S	M	T	W	T	F	S
				1	2	3
4	5	6	7	8	9	10
11	12	13	14	15	16	17
18	19	20	21	22	23	24
25	26	27	28	29		

March

S	M	T	W	T	F	S
					1	2
3	4	5	6	7	8	9
10	11	12	13	14	15	16
17	18	19	20	21	22	23
24	25	26	27	28	29	30
31						

April

S	M	T	W	T	F	S
	1	2	3	4	5	6
7	8	9	10	11	12	13
14	15	16	17	18	19	20
21	22	23	24	25	26	27
28	29	30				

May

S	M	T	W	T	F	S
			1	2	3	4
5	6	7	8	9	10	11
12	13	14	15	16	17	18
19	20	21	22	23	24	25
26	27	28	29	30	31	

June

S	M	T	W	T	F	S
						1
2	3	4	5	6	7	8
9	10	11	12	13	14	15
16	17	18	19	20	21	22
23	24	25	26	27	28	29
30						

2024

JULY

S	M	T	W	T	F	S
	1	2	3	4	5	6
7	8	9	10	11	12	13
14	15	16	17	18	19	20
21	22	23	24	25	26	27
28	29	30	31			

AUGUST

S	M	T	W	T	F	S
				1	2	3
4	5	6	7	8	9	10
11	12	13	14	15	16	17
18	19	20	21	22	23	24
25	26	27	28	29	30	31

SEPTEMBER

S	M	T	W	T	F	S
1	2	3	4	5	6	7
8	9	10	11	12	13	14
15	16	17	18	19	20	21
22	23	24	25	26	27	28
29	30					

OCTOBER

S	M	T	W	T	F	S
		1	2	3	4	5
6	7	8	9	10	11	12
13	14	15	16	17	18	19
20	21	22	23	24	25	26
27	28	29	30	31		

NOVEMBER

S	M	T	W	T	F	S
					1	2
3	4	5	6	7	8	9
10	11	12	13	14	15	16
17	18	19	20	21	22	23
24	25	26	27	28	29	30

DECEMBER

S	M	T	W	T	F	S
1	2	3	4	5	6	7
8	9	10	11	12	13	14
15	16	17	18	19	20	21
22	23	24	25	26	27	28
29	30	31				

JANUARY 2024

SUN	MON	TUE	WED
31 New Year's Eve	01 New Year's Day	02	03
07	08	09	10
14	15 ML King Day	16	17
21	22	23	24
28	29	30	31

MONTHLY FOCUS:

THU	FRI	SAT
04	05	06
11	12	13
18	19	20
25	26	27

NOTES

DECEMBER 2023

S	M	T	W	T	F	S
					1	2
3	4	5	6	7	8	9
10	11	12	13	14	15	16
17	18	19	20	21	22	23
24	25	26	27	28	29	30
31						

FEBRUARY 2024

S	M	T	W	T	F	S
				1	2	3
4	5	6	7	8	9	10
11	12	13	14	15	16	17
18	19	20	21	22	23	24
25	26	27	28	29		

FEBRUARY 2024

SUN	MON	TUE	WED
04	05	06	07
11	12	13	14 VALENTINE'S DAY
18	19 PRESIDENTS DAY	20	21
25	26	27	28

MONTHLY FOCUS:

THU	FRI	SAT
01	02	03
08	09	10
15	16	17
22	23	24
29		

NOTES

JANUARY 2024

S	M	T	W	T	F	S
	1	2	3	4	5	6
7	8	9	10	11	12	13
14	15	16	17	18	19	20
21	22	23	24	25	26	27
28	29	30	31			

MARCH 2024

S	M	T	W	T	F	S
					1	2
3	4	5	6	7	8	9
10	11	12	13	14	15	16
17	18	19	20	21	22	23
24	25	26	27	28	29	30
31						

MARCH 2024

Sun	Mon	Tue	Wed
03	04	05	06
10	11	12	13
17 St. Patrick's Day	18	19	20
24	25	26	27

MONTHLY FOCUS:

THU	FRI	SAT
	01	02
07	08	09
14	15	16
21	22	23
28	29 GOOD FRIDAY	30

NOTES

FEBRUARY 2024

S	M	T	W	T	F	S
				1	2	3
4	5	6	7	8	9	10
11	12	13	14	15	16	17
18	19	20	21	22	23	24
25	26	27	28	29		

APRIL 2024

S	M	T	W	T	F	S
	1	2	3	4	5	6
7	8	9	10	11	12	13
14	15	16	17	18	19	20
21	22	23	24	25	26	27
28	29	30				

APRIL 2024

SUN	MON	TUE	WED
31 Easter	01 Easter Monday April Fool's Day	02	03
07	08	09	10
14	15	16	17
21	22	23	24
28	29	30	

MONTHLY FOCUS:

THU	FRI	SAT
04	05	06
11	12	13
18	19	20
25	26	27

NOTES

MARCH 2024

S	M	T	W	T	F	S
					1	2
3	4	5	6	7	8	9
10	11	12	13	14	15	16
17	18	19	20	21	22	23
24	25	26	27	28	29	30
31						

MAY 2024

S	M	T	W	T	F	S
			1	2	3	4
5	6	7	8	9	10	11
12	13	14	15	16	17	18
19	20	21	22	23	24	25
26	27	28	29	30	31	

MAY 2024

SUN	MON	TUE	WED
			01
05 Cinco de Mayo	06	07	08
12 Mother's Day	13	14	15
19	20	21	22
26	27 Memorial Day	28	29

MONTHLY FOCUS:

THU	FRI	SAT
02	03	04
09	10	11
16	17	18 ARMED FORCES DAY
23	24	25
30	31	

NOTES

APRIL 2024

S	M	T	W	T	F	S
	1	2	3	4	5	6
7	8	9	10	11	12	13
14	15	16	17	18	19	20
21	22	23	24	25	26	27
28	29	30				

JUNE 2024

S	M	T	W	T	F	S
						1
2	3	4	5	6	7	8
9	10	11	12	13	14	15
16	17	18	19	20	21	22
23	24	25	26	27	28	29
30						

JUNE 2024

Sun	Mon	Tue	Wed
02	03	04 Independence Day	05
09	10	11	12
16	17	18	19
23	24	25	26

MONTHLY FOCUS:

THU	FRI	SAT
		01
06	07	08
13	14 FLAG DAY	15
20	21	22
27	28	29

NOTES

MAY 2024

S	M	T	W	T	F	S
			1	2	3	4
5	6	7	8	9	10	11
12	13	14	15	16	17	18
19	20	21	22	23	24	25
26	27	28	29	30	31	

JULY 2024

S	M	T	W	T	F	S
	1	2	3	4	5	6
7	8	9	10	11	12	13
14	15	16	17	18	19	20
21	22	23	24	25	26	27
28	29	30	31			

JULY 2024

SUN	MON	TUE	WED
30	01	02	03
07	08	09	10
14	15	16	17
21	22	23	24
28	29	30	31

Monthly Focus:

Thu	Fri	Sat
04 Independence Day	05	06
11	12	13
18	19	20
25	26	27

Notes

June 2024

S	M	T	W	T	F	S
						1
2	3	4	5	6	7	8
9	10	11	12	13	14	15
16	17	18	19	20	21	22
23	24	25	26	27	28	29
30						

August 2024

S	M	T	W	T	F	S
				1	2	3
4	5	6	7	8	9	10
11	12	13	14	15	16	17
18	19	20	21	22	23	24
25	26	27	28	29	30	31

AUGUST 2024

SUN	MON	TUE	WED
04	05	06	07
11	12	13	14
18	19	20	21
25	26	27	28

MONTHLY FOCUS:

THU	FRI	SAT
01	02	03
08	09	10
15	16	17
22	23	24
29	30	31

NOTES

JULY 2024

S	M	T	W	T	F	S
	1	2	3	4	5	6
7	8	9	10	11	12	13
14	15	16	17	18	19	20
21	22	23	24	25	26	27
28	29	30	31			

SEPTEMBER 2024

S	M	T	W	T	F	S
1	2	3	4	5	6	7
8	9	10	11	12	13	14
15	16	17	18	19	20	21
22	23	24	25	26	27	28
29	30					

SEPTEMBER 2024

SUN	MON	TUE	WED
01	02 LABOR DAY	03	04
08	09	10	11
15	16	17	18
22	23	24	25
29	30		

Monthly Focus:

Thu	Fri	Sat
05	06	07
12	13	14
19	20	21
26	27	28

Notes

August 2024

S	M	T	W	T	F	S
				1	2	3
4	5	6	7	8	9	10
11	12	13	14	15	16	17
18	19	20	21	22	23	24
25	26	27	28	29	30	31

October 2024

S	M	T	W	T	F	S
		1	2	3	4	5
6	7	8	9	10	11	12
13	14	15	16	17	18	19
20	21	22	23	24	25	26
27	28	29	30	31		

OCTOBER 2024

SUN	MON	TUE	WED
		01	02
06	07	08	09
13	14 COLUMBUS DAY	15	16
20	21	22	23
27	28	29	30

Monthly Focus:

Thu	Fri	Sat
03	04	05
10	11	12
17	18	19
24	25	26
31 Halloween		

Notes

September 2024

S	M	T	W	T	F	S
1	2	3	4	5	6	7
8	9	10	11	12	13	14
15	16	17	18	19	20	21
22	23	24	25	26	27	28
29	30					

November 2024

S	M	T	W	T	F	S
					1	2
3	4	5	6	7	8	9
10	11	12	13	14	15	16
17	18	19	20	21	22	23
24	25	26	27	28	29	30

NOVEMBER 2024

SUN	MON	TUE	WED
03	04	05	06
10	11 Veterans' Day	12	13
17	18	19	20
24	25	26	27

Monthly Focus:

Thu	Fri	Sat
	01	02
07	08	09
14	15	16
21	22	23
28 Thanksgiving	29 Black Friday	30

Notes

October 2024

S	M	T	W	T	F	S
		1	2	3	4	5
6	7	8	9	10	11	12
13	14	15	16	17	18	19
20	21	22	23	24	25	26
27	28	29	30	31		

December 2024

S	M	T	W	T	F	S
1	2	3	4	5	6	7
8	9	10	11	12	13	14
15	16	17	18	19	20	21
22	23	24	25	26	27	28
29	30	31				

DECEMBER 2024

SUN	MON	TUE	WED
01	02	03	04
08	09	10	11
15	16	17	18
22	23	24	25 Christmas Day
29	30	31 New Year's Eve	

MONTHLY FOCUS:

THU	FRI	SAT
05	06	07
12	13	14
19	20	21
26	27	28

NOTES

NOVEMBER 2024

S	M	T	W	T	F	S
					1	2
3	4	5	6	7	8	9
10	11	12	13	14	15	16
17	18	19	20	21	22	23
24	25	26	27	28	29	30

JANUARY 2025

S	M	T	W	T	F	S
			1	2	3	4
5	6	7	8	9	10	11
12	13	14	15	16	17	18
19	20	21	22	23	24	25
26	27	28	29	30	31	

NOTES

NOTES

2025

January

S	M	T	W	T	F	S
			1	2	3	4
5	6	7	8	9	10	11
12	13	14	15	16	17	18
19	20	21	22	23	24	25
26	27	28	29	30	31	

February

S	M	T	W	T	F	S
						1
2	3	4	5	6	7	8
9	10	11	12	13	14	15
16	17	18	19	20	21	22
23	24	25	26	27	28	

March

S	M	T	W	T	F	S
						1
2	3	4	5	6	7	8
9	10	11	12	13	14	15
16	17	18	19	20	21	22
23	24	25	26	27	28	29
30	31					

April

S	M	T	W	T	F	S
		1	2	3	4	5
6	7	8	9	10	11	12
13	14	15	16	17	18	19
20	21	22	23	24	25	26
27	28	29	30			

May

S	M	T	W	T	F	S
				1	2	3
4	5	6	7	8	9	10
11	12	13	14	15	16	17
18	19	20	21	22	23	24
25	26	27	28	29	30	31

June

S	M	T	W	T	F	S
1	2	3	4	5	6	7
8	9	10	11	12	13	14
15	16	17	18	19	20	21
22	23	24	25	26	27	28
29	30					

2025

JULY

S	M	T	W	T	F	S
		1	2	3	4	5
6	7	8	9	10	11	12
13	14	15	16	17	18	19
20	21	22	23	24	25	26
27	28	29	30	31		

AUGUST

S	M	T	W	T	F	S
					1	2
3	4	5	6	7	8	9
10	11	12	13	14	15	16
17	18	19	20	21	22	23
24	25	26	27	28	29	30
31						

SEPTEMBER

S	M	T	W	T	F	S
	1	2	3	4	5	6
7	8	9	10	11	12	13
14	15	16	17	18	19	20
21	22	23	24	25	26	27
28	29	30				

OCTOBER

S	M	T	W	T	F	S
			1	2	3	4
5	6	7	8	9	10	11
12	13	14	15	16	17	18
19	20	21	22	23	24	25
26	27	28	29	30	31	

NOVEMBER

S	M	T	W	T	F	S
						1
2	3	4	5	6	7	8
9	10	11	12	13	14	15
16	17	18	19	20	21	22
23	24	25	26	27	28	29
30						

DECEMBER

S	M	T	W	T	F	S
	1	2	3	4	5	6
7	8	9	10	11	12	13
14	15	16	17	18	19	20
21	22	23	24	25	26	27
28	29	30	31			

JANUARY 2025

SUN	MON	TUE	WED
			01 New Year's Day
05	06	07	08
12	13	14	15
19	20 ML King Day	21	22
26	27	28	29

Monthly Focus:

Thu	Fri	Sat
02	03	04
09	10	11
16	17	18
23	24	25
30	31	

Notes

December 2024

S	M	T	W	T	F	S
1	2	3	4	5	6	7
8	9	10	11	12	13	14
15	16	17	18	19	20	21
22	23	24	25	26	27	28
29	30	31				

February 2025

S	M	T	W	T	F	S
						1
2	3	4	5	6	7	8
9	10	11	12	13	14	15
16	17	18	19	20	21	22
23	24	25	26	27	28	

FEBRUARY 2025

SUN	MON	TUE	WED
02	03	04	05
09	10	11	12
16	17 PRESIDENTS DAY	18	19
23	24	25	26

Monthly Focus:

Thu	Fri	Sat
		01
06	07	08
13	14 Valentine's Day	15
20	21	22
27	28	

Notes

January 2025

S	M	T	W	T	F	S
			1	2	3	4
5	6	7	8	9	10	11
12	13	14	15	16	17	18
19	20	21	22	23	24	25
26	27	28	29	30	31	

March 2025

S	M	T	W	T	F	S
						1
2	3	4	5	6	7	8
9	10	11	12	13	14	15
16	17	18	19	20	21	22
23	24	25	26	27	28	29
30	31					

MARCH 2025

SUN	MON	TUE	WED
02	03	04	05
09	10	11	12
16	17 St. Patrick's Day	18	19
23	24	25	26

Monthly Focus:

Thu	Fri	Sat
		01
06	07	08
13	14	15
20	21	22
27	28	29

Notes

February 2025

S	M	T	W	T	F	S
						1
2	3	4	5	6	7	8
9	10	11	12	13	14	15
16	17	18	19	20	21	22
23	24	25	26	27	28	

April 2025

S	M	T	W	T	F	S
		1	2	3	4	5
6	7	8	9	10	11	12
13	14	15	16	17	18	19
20	21	22	23	24	25	26
27	28	29	30			

APRIL 2025

SUN	MON	TUE	WED
30	31	01	02 APRIL FOOL'S DAY
06	07	08	09
13	14	15	16
20 EASTER	21 EASTER MONDAY	22	23
27	28	29	30

Monthly Focus:

Thu	Fri	Sat
03	04	05
10	11	12
17	18 Good Friday	19
24	25	26

Notes

March 2025

S	M	T	W	T	F	S
						1
2	3	4	5	6	7	8
9	10	11	12	13	14	15
16	17	18	19	20	21	22
23	24	25	26	27	28	29
30	31					

May 2025

S	M	T	W	T	F	S
				1	2	3
4	5	6	7	8	9	10
11	12	13	14	15	16	17
18	19	20	21	22	23	24
25	26	27	28	29	30	31

MAY 2025

SUN	MON	TUE	WED
04	05 CINCO DE MAYO	06	07
11 MOTHER'S DAY	12	13	14
18	19	20	21
25	26 MEMORIAL DAY	27	28

Monthly Focus:

Thu	Fri	Sat
01	02	03
08	09	10
15	16	17 Armed Forces Day
22	23	24
29	30	31

Notes

April 2025

S	M	T	W	T	F	S
		1	2	3	4	5
6	7	8	9	10	11	12
13	14	15	16	17	18	19
20	21	22	23	24	25	26
27	28	29	30			

June 2025

S	M	T	W	T	F	S
1	2	3	4	5	6	7
8	9	10	11	12	13	14
15	16	17	18	19	20	21
22	23	24	25	26	27	28
29	30					

JUNE 2025

SUN	MON	TUE	WED
01	02	03	04
08	09	10	11
15	16	17	18
22	23	24	25
29	30		

Monthly Focus:

Thu	Fri	Sat
05	06	07
12	13	14 Flag Day
19	20	21
26	27	28

Notes

May 2025

S	M	T	W	T	F	S
				1	2	3
4	5	6	7	8	9	10
11	12	13	14	15	16	17
18	19	20	21	22	23	24
25	26	27	28	29	30	31

July 2025

S	M	T	W	T	F	S
		1	2	3	4	5
6	7	8	9	10	11	12
13	14	15	16	17	18	19
20	21	22	23	24	25	26
27	28	29	30	31		

JULY 2025

SUN	MON	TUE	WED
		01	02
06	07	08	09
13	14	15	16
20	21	22	23
27	28	29	30

MONTHLY FOCUS:

THU	FRI	SAT
03	04 Independence Day	05
10	11	12
17	18	19
24	25	26
31		

NOTES

JUNE 2025

S	M	T	W	T	F	S
1	2	3	4	5	6	7
8	9	10	11	12	13	14
15	16	17	18	19	20	21
22	23	24	25	26	27	28
29	30					

AUGUST 2025

S	M	T	W	T	F	S
					1	2
3	4	5	6	7	8	9
10	11	12	13	14	15	16
17	18	19	20	21	22	23
24	25	26	27	28	29	30
31						

AUGUST 2025

SUN	MON	TUE	WED
03	04	05	06
10	11	12	13
17	18	19	20
24	25	26	27

Monthly Focus:

Thu	Fri	Sat
	01	02
07	08	09
14	15	16
21	22	23
28	29	30

Notes

July 2025

S	M	T	W	T	F	S
		1	2	3	4	5
6	7	8	9	10	11	12
13	14	15	16	17	18	19
20	21	22	23	24	25	26
27	28	29	30	31		

September 2025

S	M	T	W	T	F	S
	1	2	3	4	5	6
7	8	9	10	11	12	13
14	15	16	17	18	19	20
21	22	23	24	25	26	27
28	29	30				

SEPTEMBER 2025

Sun	Mon	Tue	Wed
31	01 Labor Day	02	03
07	08	09	10
14	15	16	17
21	22	23	24
28	29	30	

MONTHLY FOCUS:

THU	FRI	SAT
04	05	06
11	12	13
18	19	20
25	26	27

NOTES

AUGUST 2025

S	M	T	W	T	F	S
					1	2
3	4	5	6	7	8	9
10	11	12	13	14	15	16
17	18	19	20	21	22	23
24	25	26	27	28	29	30
31						

OCTOBER 2025

S	M	T	W	T	F	S
			1	2	3	4
5	6	7	8	9	10	11
12	13	14	15	16	17	18
19	20	21	22	23	24	25
26	27	28	29	30	31	

OCTOBER 2025

SUN	MON	TUE	WED
			01
05	06	07	08
12	13 Columbus Day	14	15
19	20	21	22
26	27	28	29

Monthly Focus:

Thu	Fri	Sat
02	03	04
09	10	11
16	17	18
23	24	25
30	31 Halloween	

Notes

September

S	M	T	W	T	F	S
	1	2	3	4	5	6
7	8	9	10	11	12	13
14	15	16	17	18	19	20
21	22	23	24	25	26	27
28	29	30				

November

S	M	T	W	T	F	S
						1
2	3	4	5	6	7	8
9	10	11	12	13	14	15
16	17	18	19	20	21	22
23	24	25	26	27	28	29
30						

NOVEMBER 2025

Sun	Mon	Tue	Wed
02	03	04	05
09	10	11 Veterans' Day	12
16	17	18	19
23	24	25	26

Monthly Focus:

Thu	Fri	Sat
		01
06	07	08
13	14	15
20	21	22
27 Thanksgiving	28 Black Friday	29

Notes

October 2025

S	M	T	W	T	F	S
			1	2	3	4
5	6	7	8	9	10	11
12	13	14	15	16	17	18
19	20	21	22	23	24	25
26	27	28	29	30	31	

December 2025

S	M	T	W	T	F	S
	1	2	3	4	5	6
7	8	9	10	11	12	13
14	15	16	17	18	19	20
21	22	23	24	25	26	27
28	29	30	31			

DECEMBER 2025

Sun	Mon	Tue	Wed
30	01 Cyber Monday	02	03
07	08	09	10
14	15	16	17
21	22	23	24
28	29	30	31 New Year's Eve

Monthly Focus:

Thu	Fri	Sat
04	05	06
11	12	13
18	19	20
25 Christmas Day	26	27

Notes

November 2025

S	M	T	W	T	F	S
						1
2	3	4	5	6	7	8
9	10	11	12	13	14	15
16	17	18	19	20	21	22
23	24	25	26	27	28	29
30						

January 2026

S	M	T	W	T	F	S
				1	2	3
4	5	6	7	8	9	10
11	12	13	14	15	16	17
18	19	20	21	22	23	24
25	26	27	28	29	30	31

NOTES

NOTES

2026

January

S	M	T	W	T	F	S
				1	2	3
4	5	6	7	8	9	10
11	12	13	14	15	16	17
18	19	20	21	22	23	24
25	26	27	28	29	30	31

February

S	M	T	W	T	F	S
1	2	3	4	5	6	7
8	9	10	11	12	13	14
15	16	17	18	19	20	21
22	23	24	25	26	27	28

March

S	M	T	W	T	F	S
1	2	3	4	5	6	7
8	9	10	11	12	13	14
15	16	17	18	19	20	21
22	23	24	25	26	27	28
29	30	31				

April

S	M	T	W	T	F	S
			1	2	3	4
5	6	7	8	9	10	11
12	13	14	15	16	17	18
19	20	21	22	23	24	25
26	27	28	29	30		

May

S	M	T	W	T	F	S
					1	2
3	4	5	6	7	8	9
10	11	12	13	14	15	16
17	18	19	20	21	22	23
24	25	26	27	28	29	30
31						

June

S	M	T	W	T	F	S
	1	2	3	4	5	6
7	8	9	10	11	12	13
14	15	16	17	18	19	20
21	22	23	24	25	26	27
28	29	30				

2026

JULY

S	M	T	W	T	F	S
			1	2	3	4
5	6	7	8	9	10	11
12	13	14	15	16	17	18
19	20	21	22	23	24	25
26	27	28	29	30	31	

AUGUST

S	M	T	W	T	F	S
						1
2	3	4	5	6	7	8
9	10	11	12	13	14	15
16	17	18	19	20	21	22
23	24	25	26	27	28	29
30	31					

SEPTEMBER

S	M	T	W	T	F	S
		1	2	3	4	5
6	7	8	9	10	11	12
13	14	15	16	17	18	19
20	21	22	23	24	25	26
27	28	29	30			

OCTOBER

S	M	T	W	T	F	S
				1	2	3
4	5	6	7	8	9	10
11	12	13	14	15	16	17
18	19	20	21	22	23	24
25	26	27	28	29	30	31

NOVEMBER

S	M	T	W	T	F	S
1	2	3	4	5	6	7
8	9	10	11	12	13	14
15	16	17	18	19	20	21
22	23	24	25	26	27	28
29	30					

DECEMBER

S	M	T	W	T	F	S
		1	2	3	4	5
6	7	8	9	10	11	12
13	14	15	16	17	18	19
20	21	22	23	24	25	26
27	28	29	30	31		

JANUARY 2026

SUN	MON	TUE	WED
04	05	06	07
11	12	13	14
18	19 ML King Day	20	21
25	26	27	28

Monthly Focus:

Thu	Fri	Sat
01 New Year's Day	02	03
08	09	10
15	16	17
22	23	24
29	30	31

Notes

December 2025

S	M	T	W	T	F	S
	1	2	3	4	5	6
7	8	9	10	11	12	13
14	15	16	17	18	19	20
21	22	23	24	25	26	27
28	29	30	31			

February 2026

S	M	T	W	T	F	S
1	2	3	4	5	6	7
8	9	10	11	12	13	14
15	16	17	18	19	20	21
22	23	24	25	26	27	28

FEBRUARY 2026

Sun	Mon	Tue	Wed
01	02	03	04
08	09	10	11
15	16 Presidents Day	17	18
22	23	24	25

MONTHLY FOCUS:

THU	FRI	SAT
05	06	07
12	13	14 Valentine's Day
19	20	21
26	27	28

NOTES

JANUARY 2026

S	M	T	W	T	F	S
				1	2	3
4	5	6	7	8	9	10
11	12	13	14	15	16	17
18	19	20	21	22	23	24
25	26	27	28	29	30	31

MARCH 2026

S	M	T	W	T	F	S
1	2	3	4	5	6	7
8	9	10	11	12	13	14
15	16	17	18	19	20	21
22	23	24	25	26	27	28
29	30	31				

MARCH 2026

SUN	MON	TUE	WED
01	02	03	04
08	09	10	11
15	16	17 St. Patrick's Day	18
22	23	24	25
29	30	31	

Monthly Focus:

Thu	Fri	Sat
05	06	07
12	13	14
19	20	21
26	27	28

Notes

February 2026

S	M	T	W	T	F	S
1	2	3	4	5	6	7
8	9	10	11	12	13	14
15	16	17	18	19	20	21
22	23	24	25	26	27	28

April 2026

S	M	T	W	T	F	S
			1	2	3	4
5	6	7	8	9	10	11
12	13	14	15	16	17	18
19	20	21	22	23	24	25
26	27	28	29	30		

APRIL 2026

SUN	MON	TUE	WED
Easter	Easter Monday		01 April Fool's Day
05	06	07	08
12	13	14	15
19	20	21	22
26	27	28	29

Monthly Focus:

Thu	Fri	Sat
02	03 Good Friday	04
09	10	11
16	17	18
23	24	25
30		

Notes

March 2026

S	M	T	W	T	F	S
1	2	3	4	5	6	7
8	9	10	11	12	13	14
15	16	17	18	19	20	21
22	23	24	25	26	27	28
29	30	31				

May 2026

S	M	T	W	T	F	S
					1	2
3	4	5	6	7	8	9
10	11	12	13	14	15	16
17	18	19	20	21	22	23
24	25	26	27	28	29	30
31						

MAY 2026

SUN	MON	TUE	WED
03	04	05 Cinco de Mayo	06
10 Mother's Day	11	12	13
17	18	19	20
24	25 Memorial Day	26	27

MONTHLY FOCUS:

THU	FRI	SAT
	01	02
07	08	09
14	15	16 Armed Forces Day
21	22	23
28	29	30

NOTES

APRIL 2026

S	M	T	W	T	F	S
			1	2	3	4
5	6	7	8	9	10	11
12	13	14	15	16	17	18
19	20	21	22	23	24	25
26	27	28	29	30		

JUNE 2026

S	M	T	W	T	F	S
	1	2	3	4	5	6
7	8	9	10	11	12	13
14	15	16	17	18	19	20
21	22	23	24	25	26	27
28	29	30				

JUNE 2026

SUN	MON	TUE	WED
31	01	02	03
07	08	09	10
14 Flag Day	15	16	17
21	22	23	24
28	29	30	

Monthly Focus:

Thu	Fri	Sat
04	05	06
11	12	13
18	19	20
25	26	27

Notes

May 2026

S	M	T	W	T	F	S
					1	2
3	4	5	6	7	8	9
10	11	12	13	14	15	16
17	18	19	20	21	22	23
24	25	26	27	28	29	30
31						

July 2026

S	M	T	W	T	F	S
			1	2	3	4
5	6	7	8	9	10	11
12	13	14	15	16	17	18
19	20	21	22	23	24	25
26	27	28	29	30	31	

JULY 2026

SUN	MON	TUE	WED
			01
05	06	07	08
12	13	14	15
19	20	21	22
26	27	28	29

MONTHLY FOCUS:

THU	FRI	SAT
02	03	04 Independence Day
09	10	11
16	17	18
23	24	25
30	31	

NOTES

JUNE 2026

S	M	T	W	T	F	S
	1	2	3	4	5	6
7	8	9	10	11	12	13
14	15	16	17	18	19	20
21	22	23	24	25	26	27
28	29	30				

AUGUST 2026

S	M	T	W	T	F	S
						1
2	3	4	5	6	7	8
9	10	11	12	13	14	15
16	17	18	19	20	21	22
23	24	25	26	27	28	29
30	31					

AUGUST 2026

SUN	MON	TUE	WED
02	03	04	05
09	10	11	12
16	17	18	19
23	24	25	26

Monthly Focus:

Thu	Fri	Sat
		01
06	07	08
13	14	15
20	21	22
27	28	29

Notes

July 2026

S	M	T	W	T	F	S
			1	2	3	4
5	6	7	8	9	10	11
12	13	14	15	16	17	18
19	20	21	22	23	24	25
26	27	28	29	30	31	

September 2026

S	M	T	W	T	F	S
		1	2	3	4	5
6	7	8	9	10	11	12
13	14	15	16	17	18	19
20	21	22	23	24	25	26
27	28	29	30			

SEPTEMBER 2026

Sun	Mon	Tue	Wed
30	31	01	02
06	07 Labor Day	08	09
13	14	15	16
20	21	22	23
27	28	29	30

Monthly Focus:

Thu	Fri	Sat
03	04	05
10	11	12
17	18	19
24	25	26

Notes

August 2026

S	M	T	W	T	F	S
						1
2	3	4	5	6	7	8
9	10	11	12	13	14	15
16	17	18	19	20	21	22
23	24	25	26	27	28	29
30	31					

October 2026

S	M	T	W	T	F	S
				1	2	3
4	5	6	7	8	9	10
11	12	13	14	15	16	17
18	19	20	21	22	23	24
25	26	27	28	29	30	31

OCTOBER 2026

SUN	MON	TUE	WED
04	05	06	07
11	12 Columbus Day	13	14
18	19	20	21
25	26	27	28

Monthly Focus:

Thu	Fri	Sat
01	02	03
08	09	10
15	16	17
22	23	24
29	30	31 Halloween

Notes

September 2026

S	M	T	W	T	F	S
		1	2	3	4	5
6	7	8	9	10	11	12
13	14	15	16	17	18	19
20	21	22	23	24	25	26
27	28	29	30			

November 2026

S	M	T	W	T	F	S
1	2	3	4	5	6	7
8	9	10	11	12	13	14
15	16	17	18	19	20	21
22	23	24	25	26	27	28
29	30					

NOVEMBER 2026

SUN	MON	TUE	WED
01	02	03	04
08	09	10	11 VETERANS' DAY
15	16	17	18
22	23	24	25
29	30 CYBER MONDAY		

Monthly Focus:

Thu	Fri	Sat
05	06	07
12	13	14
19	20	21
26 Thanksgiving	27 Black Friday	28

Notes

October 2026

S	M	T	W	T	F	S
				1	2	3
4	5	6	7	8	9	10
11	12	13	14	15	16	17
18	19	20	21	22	23	24
25	26	27	28	29	30	31

December 2026

S	M	T	W	T	F	S
		1	2	3	4	5
6	7	8	9	10	11	12
13	14	15	16	17	18	19
20	21	22	23	24	25	26
27	28	29	30	31		

DECEMBER 2026

SUN	MON	TUE	WED
		01	02
06	07	08	09
13	14	15	16
20	21	22	23
27	28	29	30

Monthly Focus:

Thu	Fri	Sat
03	04	05
10	11	12
17	18	19
24	25 Christmas Day	26
31 New Year's Eve		

Notes

November 2026

S	M	T	W	T	F	S
1	2	3	4	5	6	7
8	9	10	11	12	13	14
15	16	17	18	19	20	21
22	23	24	25	26	27	28
29	30					

January 2027

S	M	T	W	T	F	S
					1	2
3	4	5	6	7	8	9
10	11	12	13	14	15	16
17	18	19	20	21	22	23
24	25	26	27	28	29	30
31						

NOTES

NOTES

NOTES

NOTES

NOTES

NOTES

NOTES

NOTES

NOTES

NOTES

NOTES

NOTES

NOTES